ÉTUDE

SUR LES

EAUX THERMALES

DE

BRIDES-LES-BAINS

(SAVOIE)

Par le Docteur E. PHILBERT

DE LA FACULTÉ DE MÉDECINE DE PARIS
MÉDECIN INSPECTEUR DES EAUX DE BRIDES-LES-BAINS
LAURÉAT DE L'ACADÉMIE DE MÉDECINE

Secrétaire de la Société de médecine publique
et d'hygiène professionnelle de Paris
Membre titulaire de la Société d'hydrologie médicale
de la Société médico-pratique
de la Société d'anthropologie
des Sociétés médicales des vie et xie arrondissements de Paris
Membre correspondant de la Société clinique de Paris
des Sociétés médicales du Haut-Rhin, de Chambéry, Rouen
Genève, Varsovie, Buenos-Ayres

OFFICIER D'ACADÉMIE

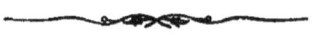

F. DUCLOZ, LIBRAIRE-ÉDITEUR

MOUTIERS

BRIDES-LES-BAINS

GRANDE-RUE ET RUE CARDINAL

AVENUE DE LA SOURCE

1886

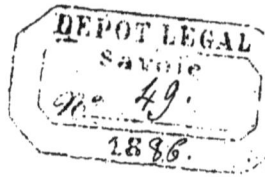

ÉTUDE

SUR LES

EAUX THERMALES

DE

BRIDES-LES-BAINS

(SAVOIE)

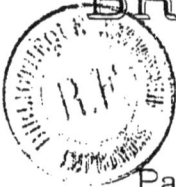

Par le DOCTEUR E. PHILBERT

DE LA FACULTÉ DE MÉDECINE DE PARIS
MÉDECIN INSPECTEUR DES EAUX DE BRIDES-LES-BAINS
LAURÉAT DE L'ACADÉMIE DE MÉDECINE

Secrétaire de la Société de médecine publique
et d'hygiène professionnelle de Paris
Membre titulaire de la Société d'hydrologie médicale
de la Société médico-pratique
de la Société d'anthropologie
des Sociétés médicales des VIe et XIe arrondissements de Paris
Membre correspondant de la Société clinique de Paris
des Sociétés médicales du Haut-Rhin, de Chambéry, Rouen
Genève, Varsovie, Buenos-Ayres

OFFICIER D'ACADÉMIE

F. DUCLOZ, LIBRAIRE-ÉDITEUR

MOUTIERS
GRANDE-RUE ET RUE CARDINAL

BRIDES-LES-BAINS
AVENUE DE LA SOURCE

1886

Du même auteur :

Du traitement de l'obésité et de la polysarcie. Thèse inaugurale. Paris (1874).

Du traitement de l'obésité aux eaux de Brides. Annales de la Société d'hydrologie (1876).

Observation d'un cas de Polysarcie traité aux eaux de Brides (1877).

De la cure de l'obésité aux eaux de Brides. Paris (1879).

Article *Brides-les-Bains* dans le *Guide aux villes d'eaux et bains de mer*, publié par le docteur Macé (1880).

Nouvelle analyse des eaux de Brides-les-Bains. Annales de la Société d'hydrologie (1882).

Étude clinique sur les eaux thermales de Brides-les-Bains. Extrait du rapport adressé à M. le Ministre du commerce (1883).

Observations météorologiques recueillies à Brides en 1883, 1884, 1.85. Annales de la Société d'hydrologie médicale de Paris.

⌁

ÉTUDE

SUR LES

EAUX THERMALES DE BRIDES-LES-BAINS

La station de Brides-les-Bains est située dans le département de la Savoie, à 5 kilomètres de Moûtiers, chef-lieu d'arrondissement.

L'établissement de bains et la source se trouvent sur le bord d'un torrent alimenté par l'eau provenant de la fonte des neiges des glaciers de la Vanoise.

La moyenne de la température pendant la saison est de 20° C. à 22° C. L'altitude est de 570 mètres.

Les habitations et l'établissement sont abrités des vents du nord et du midi par des montagnes boisées ou couvertes de vignes. Les promenades sont faciles et nombreuses; la vallée de Brides est le centre d'excursions alpestres, elle a servi de lieu de réunion au Club alpin français.

Le chemin de fer, qui arrivera prochainement à Moûtiers, s'arrête actuellement à Albertville cette station est voisine de Chambéry et d'Aix-les-Bains.

La température des eaux varie entre 34° et 35° C.

D'après leur composition chimique, les eaux de Brides doivent être rangées parmi les eaux sulfatées, chlorurées, sodiques, magnésiennes, calciques. L'absence de l'iode et de l'arsenic y ont été constatées en 1875 et 1882.

Voici du reste la copie de la dernière analyse faite au laboratoire de l'Ecole des mines en 1882 :

ON A DOSÉ PAR LITRE :

	gr.
Acide carbonique libre............	0,1258
Silice.........................	0,0340
Bicarbonate de chaux.............	0,4032
— de magnésie..........	0,0230
— de protoxyde de fer	0,0191
Sulfate de chaux.................	1,7680
— de magnésie..............	0,5079
— de soude.................	1,2576
Chlorure de sodium..............	1,9471
— de potassium.............	0,0899
— de lithium..............	traces sensibles
Matières organiques...............	0,0052
Total..............	6,1808

Dans l'analyse de 1875, le total des résidus était de 5 gr. 9070. Il y a donc une légère augmentation qui porte surtout sur le chlorure de sodium.

Je n'examinerai pas ici l'effet de chacun des sels contenus dans l'eau de Brides, l'ayant déjà fait dans un travail précédent (1). Ils sont tous rangés parmi les purgatifs.

Je ne saurai mieux définir l'action de ces eaux qu'en reproduisant le passage suivant, extrait du remarquable rapport de M. Lefort.

« Ce qui caractérise singulièrement les eaux de Brides, c'est l'action officinalement inimitable de propriétés purgatives et toniques. Cette double action favorise les sécrétions et la circulation du tube digestif et de ses annexes sans débiliter, comme on le ferait avec des purgatifs salins répétés, et, au contraire, en excitant la reconstitution par l'appétit qu'on provoque sans altérer le sang et la nutrition comme avec les eaux alcalines et les carbonates sodiques. »

« Les purgatifs salins, dit Labbé, dans les mala-

---

(1) *Du traitement de l'obésité aux eaux de Brides.* Mémoire lu à la Société d'hydrologie médicale de Paris.

dies chroniques, ont de bonnes indications lorsque les voies digestives sont torpides. Par leurs effets stimulants sur la muqueuse, ils réveillent l'appétit, facilitent les digestions, aident à l'exonération. Comme ils sont en partie absorbés, ils favorisent dans le sang le conflit de l'oxygène et des globules et activent ainsi la nutrition générale quand elle est altérée ou affaiblie.

« Ces sels sont des substitutifs qui modifient l'état d'irritation de la muqueuse comme un collyre modifie une ophthalmie en faisant disparaître l'inflammation et tarissant les sécrétions anormales à la surface interne des voies digestives. »

D'après M. le professeur Germain Sée, les purgatifs salins produisent différents effets.

« *Effets mécaniques.*—Le premier effet mécanique, c'est l'évacuation des matières stercorales, des gaz, de la bile et des aliments non digérés; de là, la diminution des oppressions qui résultent du refoulement du diaphragme par les gaz; de là aussi facilité plus grande dans la circulation périphérique.

Effets fonctionnels.—En débarrassant l'intestin des liquides non digestifs ou des produits d'irritation, les purgatifs favorisent l'appétit.

Effets sur le sang et la nutrition. — En excitant les sécrétions, ils entraînent certains éléments utiles au sang; il y a à noter, en outre, ce fait que si, sous l'influence de petites doses de sel de Glauber (2 grammes), l'urée diminue (Seegen), si par conséquent les purgatifs à cette dose sont des moyens d'épargne ; à la longue et à forte dose les purgatifs produisent la dénutrition et l'amaigrissement (Marienbad, Brides). »

L'eau de Brides donne tous les résultats des purgatifs salins, elle peut être prise longtemps sans occasionner d'irritation, comme certaines eaux fortement minéralisées.

Sa température permet de la boire sans lui faire subir aucun changement, comme cela se pratique dans les stations où les eaux sont trop chaudes. Elle est tolérée par les estomacs les plus délicats.

Quelquefois, au début de la cure, les malades éprouvent une légère céphalalgie ou quelques étourdissements. Ces phénomènes disparaissent, au bout de quelques jours, et sont bien différents de ceux observés pendant la cure de Carlsbad, à laquelle on a comparé celle de Brides.

D'après Caulet, elle est divisée en deux périodes :

« La première se caractérisant par des troubles digestifs, d'irritation gastro-intestinale, constipation, bouche pâteuse, etc.

« La seconde de tolérance, dite aussi de réaction contre l'obstruction, de retour à l'état normal. A ce moment la cure n'a plus rien de pénible, mais à mesure qu'elle se prolonge on voit s'accentuer les signes qui ne permettent pas de se faire illusion sur l'action profondément débilitante des eaux.

« Le sujet pâlit, maigrit, s'essouffle et transpire au moindre exercice, devient d'une sensibilité exagérée au froid, parfois ses jambes enflent. Bref, après la cure, il a l'air de relever d'une maladie aiguë. »

Les malades, après une saison à Brides, ne ressemblent en rien au tableau qu'on vient de lire. Au contraire, leurs forces sont augmentées, leur nutrition se fait dans de bien meilleures conditions. Le fer contenu dans les eaux favorise la reconstitution des globules rouges et empêche de se produire l'anémie qui résulte quelquefois de l'usage des purgatifs salins.

D'après M. Durand-Fardel, c'est à tort que les eaux de Brides ont été comparées à celles de Carlsbad, car il leur manque la caractéristique de ces dernières, le carbonate de soude.

La dose d'eau minérale varie suivant l'effet produit et les résultats que l'on veut obtenir.

Je la fais prendre, par verres de 100 et 200 grammes, à intervalle de dix à quinze minutes. Je ne dépasse jamais à jeûn la dose d'un litre. Si l'effet n'est pas suffisant, les malades en boivent avant le repas du soir. Il faut se défier des doses massives qui fatiguent l'estomac, l'intestin, et purgent par indigestion, sans amener l'hypersécrétion que l'on doit rechercher lorsque l'on fait une cure purgative. Je n'ai jamais eu l'occasion de constater, à la suite de cette dernière, la constipation signalée après l'usage prolongé des purgatifs salins.

Les eaux de Brides ont été préconisées contre diverses affections. Je ne parlerai, dans ce travail, que de celles qui m'ont paru être modifiées d'une façon tout-à-fait spéciale.

Dyspepsie. — Gubler les recommande, dans cette maladie, parce qu'à petites doses elles sont apéritives et qu'elles excitent les sécrétions des glandes de l'estomac.

Les sels neutres qu'elles contiennent ayant la propriété de neutraliser l'acidité du suc gastrique, permettent de l'employer avec succès chez les malades atteints de *pyrosis*.

Constipation. — Prises à doses plus fortes, l'hypersécrétion intestinale qu'elles occasionnent combat avantageusement celle-ci, lorsqu'elle résulte de la diminution de la sécrétion des glandes ou du défaut de contraction musculaire de l'intestin.

Maladies du foie. — Fauconneau-Dufresne, dans son travail sur le traitement des maladies du foie par les eaux minérales, explique leur action de la façon suivante :

« Je ferai remarquer qu'aucune autre médication que celle par les eaux minérales n'a une plus grande puissance sur l'organe hépatique et n'y produit de plus merveilleux résultats.

« Les eaux minérales ont, en effet, l'avantage de pouvoir être prises sans répugnance en grande quantité et pendant longtemps; absorbées avec rapidité, elles cheminent soit seules, soit mêlées aux sucs nutritifs à travers le foie; aucun point de ce viscère

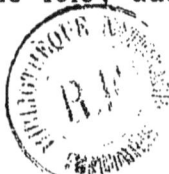

n'échappe à leur action. Les sels de soude exercent sur le foie une action résolutive, ceux de chaux et de fer une action astringente et tonique. »

La minéralisation des eaux de Brides correspond aux indications qui précèdent, aussi ont-elles une action élective sur le foie, dont elles augmentent la sécrétion, par suite elles diminuent considérablement l'hypertrophie de cet organe et favorisent l'expulsion des calculs biliaires.

Le professeur Bouchard, dans ses leçons de thérapeutique générale, formule ainsi les indications de la thérapeutique de la lithiase biliaire :

« En vue d'activer la sécrétion biliaire, l'eau est le premier médicament, mais on lui adjoindra avec avantage les sels neutres, les chlorures ou les sulfates de soude et de magnésie. On pourra prescrire les eaux de Friederichshall, Hombourg, Kissingen, Marienbad, Brides. Pour une cure minérale régulière on adressera le malade à des eaux chaudes, qui à ce titre activent la nutrition et sont moins diurétiques, qui permettent par conséquent aux substances salines de séjourner plus longtemps dans la circulation et d'agir sur le foie. »

Parmi les eaux citées par l'éminent professeur, celles de Brides sont les seules qui soient chaudes. Elles devront donc être préférées lorsqu'il s'agira de faire une cure auprès des sources. De plus elles ont l'avantage d'être en France, tandis que toutes les autres sont en pays étrangers.

Dans les cas de cirrhose avec ascite, on doit s'abstenir de traitement hydro-minéral.

Obésité.—Dans des travaux précédents, j'ai longuement parlé du traitement de cette affection par les eaux de Brides, et j'ai publié des observations qui prouvent qu'elles sont aussi efficaces que celles d'outre-Rhin. J'avais insisté sur l'action purgative des eaux qui active la dénutrition.

D'après le professeur Bouchard, « pour combattre

l'obésité, l'activité du foie devra être également sollicitée, puisque le foie est l'un des agents de destruction de la matière : on la provoquera par les purgatifs salins, par l'usage des eaux minérales. Ces cures n'ont pas toujours un effet immédiat, elles ont souvent un effet durable. »

L'eau de Brides, en dehors de l'action purgative, a donc l'avantage, en augmentant la sécrétion de la bile, de faire rejeter au dehors de notables proportions de graisse. C'est ce qui explique les résultats heureux qu'elle donne chez les malades dont le tissu adipeux a pris des proportions exagérées. Le fer qu'elles contiennent augmente la quantité des globules rouges qui est généralement dans ce cas au-dessous de la normale.

Depuis douze années que j'ai établi à Brides une cure spéciale de l'obésité, le nombre de malades venant pour soigner cette affection augmente chaque saison. Il est donc à espérer que, cette station étant de plus en plus connue, nos compatriotes n'iront plus demander à l'étranger une guérison qu'ils peuvent trouver chez eux.

Affections utérines. — L'action purgative des eaux de Brides les rend très utiles dans les engorgements de l'utérus, elles régularisent les époques, les rendent plus faciles et moins douloureuses.

D'après M. Durand-Fardel, « elles trouvent leurs applications spéciales dans les états d'anémie et de faiblesse dépendant de la diathèse primitive ou acquise : la *chlorose*, la *dysménorrhée*, la *leucorrhée*, certaines affections des muqueuses et diverses dermatoses avec tendance à l'éréthisme. »

Une installation particulière permet de prendre pendant les bains des douches vaginales ; ces irrigations remplissent complétement les indications signalées par Gubler, « de nettoyer parfaitement les surfaces, resserrer les tissus, calmer un reste de phlogose et neutraliser l'acidité du pus urèthro-vaginal. »

Par suite de ces effets, la *leucorrhée* est modifiée très heureusement.

On comprend qu'en rétablissant les fonctions de l'utérus, ces eaux puissent faire disparaître la stérilité.

Bains. — Ils se prennent en piscines ou en baignoires, suivant les indications ; leur action est de faciliter l'hétamose cutanée en dissolvant, grâce aux sels alcalins contenus dans l'eau, l'enduit sébacé qui couvre la peau.

Hydrothérapie pendant la cure. — Depuis quelques années les douches sont très employées dans les traitements thermaux ; leur action, ajoutée à celle des eaux, prises en bains et boisson, donne des résultats des plus remarquables.

L'établissement de Brides contient tous les genres de douches usitées actuellement. L'hydrothérapie froide est faite avec de l'eau provenant d'un torrent qui est à une température constante de 8°. Quant aux douches écossaises, à friction, etc., elles sont données avec de l'eau minérale chauffée.

Des étuves à air sec sont utilisées pour les rhumatisants ou dans le but d'obtenir la sudation chez les malades atteints d'obésité,

Cure mixte de Brides et Salins-Moûtiers. — La station de Salins-Moûtiers est à 4 kil. 5 de celle de Brides.

Ses eaux sont rangées parmi les chlorurées sodiques fortes. Leur température est de 35° c., leur débit considérable permet de donner les bains à eau courante. Leur composition chimique offre, au point de vue des éléments minéralisateurs, une grande analogie avec celles de Brides ; on pourrait les considérer comme des eaux mères de ces dernières. Aussi est-ce avec raison que M. Fauvel, dans son rapport de 1877, dit qu'il ne croit pas qu'il y ait antagonisme d'action entre les eaux de Brides et de Salins, mais qu'il y a plus simplement un degré d'action plus énergique en rapport avec la composition chimique des deux sources.

Voici du reste les analyses comparées entre elles :

	Brides gr.	Salins gr.
Acide carbonique libre	0,1258	0,60
Bicarbonate de protoxyde de fer........	0,0112	0,15
— de chaux	0,4032	0,75
Sulfate de chaux....................	1,7680	2,40
— de magnésie..................	0,5079	0,52
— de soude	1,2576	9,98
Chlorure de magnésium	—	0,30
— de sodium	1,9471	10,22

La grande quantité de chlorure de sodium contenue dans ces eaux leur a fait donner le nom d'eaux de mer thermales.

Gubler les a caractérisées dans son cours sur les eaux minérales :

« La densité de la solution saline n'est pas la seule condition d'activité d'une eau chlorurée sodique ; la thermalité a aussi son importance. Or, Salins-Moûtiers possède cette qualité en même temps qu'une minéralisation supérieure à celle de Kreuznach, dont l'eau, froide ou à peine dégourdie, et médiocrement chargée, ne mérite à aucun point de vue la vogue dont elle jouit encore parmi nous.

« Les piscines de Salins-Moûtiers, alimentées par une eau thermale toujours courante et fortement minéralisée, sont évidemment propres à reconstituer de jeunes sujets qui pourront s'y livrer à la natation et à d'autres exercices.

« Comme usage interne, l'eau de Salins-Moûtiers est préférable parce qu'elle est légèrement gazeuse ; elle l'est aussi parce qu'elle est thermale, ce qui favorise l'absorption stomacale. »

On comprend facilement l'usage que l'on peut faire d'une cure avec de l'eau de Brides en boisson et les bains de Salins-Moûtiers.

Elle donne les meilleurs résultats chez les malades dont la nutrition se fait mal : les lymphatiques, les scrofuleux, les rachitiques. La distance des deux établissements n'étant pas trop grande, devient un but de promenade pour les personnes qui font la cure de réduction, et pour lesquelles les bains de Salins sont indiqués.

Mélangée avec de l'eau de Brides en boisson, l'eau de Salins en augmente l'action purgative; seule, à petite dose, chez les jeunes sujets, elle est très efficace pour combattre les scrofules ganglionnaires.

Durée du traitement. — Il est impossible de fixer d'avance la durée d'un traitement par les eaux minérales. Ainsi que l'a fait remarquer M. le professeur Lasègue, la moyenne de trois semaines n'a aucune raison d'être. Le temps de la cure dépend de la façon dont les eaux sont supportées et de l'effet qu'elles produisent. Tant qu'il n'y a pas de signes de saturation, on peut continuer à les boire. J'ai vu des malades faire un séjour de six semaines et s'en bien trouver. Néanmoins on peut établir une moyenne de 25 à 30 jours.

Epoques des cures. — La saison dure du 15 mai au 30 septembre. Ordinairement on ne va qu'en juillet et août dans les stations élevées. Si cette pratique est justifiée lorsqu'il sagit d'altitudes de 1,000 à 1,200 mètres, il n'en est pas de même à Brides qui est à 570 mètres. Les mois de juin et septembre y sont fort agréables, et bien des baigneurs préfèrent ces deux mois, le premier parce que les jours étant très longs, permettent des promenades le soir, le second parce que la température est moins élevée à cette époque.

Cures complémentaires. — J'emprunte à Gubler, dont l'autorité était si grande en eaux minérales, les considérations suivantes sur ce sujet :

« Généralement un malade ne fréquente chaque année qu'une seule station. Il est pourtant bien des circonstances où l'amélioration serait plus prompte et le succès plus assuré si l'on faisait intervenir l'une après l'autre des eaux médicales naturelles douées de propriétés plus ou moins différentes, mais complémentaires et pouvant, chacune à sa manière, contribuer à un résultat thérapeutique.

« Il serait donc plus avantageux, pour les sujets atteints d'une affection calculeuse de l'appareil urinaire ou de l'appareil hépatique, de débuter par une cure à Brides et de terminer par un séjour à Contrexéville, Vittel, Vals ou Vichy. Je recommande volontiers cette tactique dont j'ai eu maintes fois l'occasion de constater le mérite. J'ai constaté également d'excellents résultats après une saison à Salins-Moûtiers, suivie d'une demi-cure à Aix en Savoie chez des sujets atteints d'affections articulaires.

« Le seul écueil à éviter serait la fatigue résultant des déplacements, on se mettrait à l'abri de ces inconvénients en choisissant, quand cela est possible, une station doublement armée ou bien une région pourvue d'un groupe de stations auxiliaires ou supplémentaires. »

La station de Brides est absolument dans les conditions nécessaires pour ces cures ; elle est doublement armée par le voisinage de Salins-Moûtiers. De plus son voisinage d'Aix-les-Bains, Marlioz, Challes, Allevard, Uriage permet de faire deux saisons sans éprouver les fatigues d'un voyage.

Aussi, chaque année, des baigneurs viennent-ils faire une saison à Brides en allant ou en revenant d'une des stations voisines.

CONCLUSIONS

En résumé, les eaux de Brides-les-Bains ont une action élective sur le tube digestif, ses annexes, et en particulier sur le foie.

Leur action purgative permet de les employer avec succès contre la constipation et l'obésité.

Elles sont très utiles dans la dysménorrhée, la leucorrhée et les congestions utérines.

Associées aux eaux de Salins-Moûtiers, elles donnent les meilleurs résultats chez tous les sujets dont la nutrition est retardée, tels que les anémiques, les lymphatiques, les scrofuleux.

EXTRAIT

du rapport sur les eaux minérales pour 1880

Par le docteur Constantin Paul

Membre de l'Académie de Médecine, Président de la Société
d'hydrologie médicale de Paris

—

Troubles de la nutrition

OBÉSITÉ, URICÉMIE, DIABÈTE

———

Ce chapitre traite des questions tout à fait à l'ordre du jour. M. le professeur Bouchard en a fait l'objet de ses leçons de pathologie générale à la Faculté de médecine, et ses leçons sont consignées dans un livre qui a eu un grand retentissement.

Les problèmes de cet ordre sont peut-être les plus complexes de la médecine, parce qu'ils s'adressent aux fonctions les plus intimes, celles que nous ne pouvons étudier que de loin.

A cet égard nous avons à vous signaler deux mémoires, l'un de M. Durand-Fardel sur les diathèses par anomalie de l'assimilation, et l'autre de M. Philbert sur le traitement de l'obésité par les eaux de Brides. Le mémoire de M. Durand-Fardel est un résumé succinct de l'état actuel de la science sur ces questions.

Les travaux de M. Philbert, relatifs au traitement de l'obésité ne comprennent pas moins de cinq mémoires.

Depuis longtemps, l'Allemagne avait le monopole de la cure de l'obésité, qui se faisait à Kissingen, à Ems, et surtout à Marienbad. Cette cure comprend quatre facteurs : les purgations, les sudations, l'exercice et l'alimentation insuffisante.

Grâce aux efforts de M. le docteur Philbert, cette

cure se fait maintenant en France, aux eaux de Brides, en Savoie.

Les eaux de Brides sont faiblement purgatives, aussi y ajoute-t-on, comme à Marienbad, une petite quantité de sulfate de soude, de 1 à 5 grammes par jour.

La sudation se fait très bien dans une étuve sèche à 60°, c'est un véritable hammam.

L'exercice y est facile, grâce à l'altitude qui n'est que de 570 mètres, et à l'aspect riant du pays qui rend ces promenades très agréables. Les malades sont munis d'un compte-pas pour être fixés et pour fixer le médecin sur la quantité de l'espace parcouru. Quant au régime, il n'est pas insuffisant comme en Allemagne : le malade y mange à son appétit ; mais un régime sévère y proscrit tous les aliments qui facilitent la formation de la graisse, c'est-à-dire les farineux ou féculents, l'alcool, le café et la bière, les pâtisseries et sucreries.

Grâce à ce régime, les malades maigrissent sans s'anémier ; du reste, les eaux de Brides contiennent un peu de fer, ce qui contribue au résultat.

Ce qu'il y a de remarquable dans les observations de M. Philbert, c'est qu'une feuille réglée y montre par un tracé l'état quotidien du malade. Le poids en décroît très régulièrement. Ces tracés permettent de constater si la perte du poids est réelle, en outre, si elle est progressive. On obtient par là un contrôle précieux des opérations et, chaque jour, le médecin peut contrôler les résultats et savoir si les malades font leurs exercices et suivent les prescriptions. Ce soin d'accompagner chaque observation d'un tracé graphique, donne aux observations de M. le docteur Philbert une grande portée.

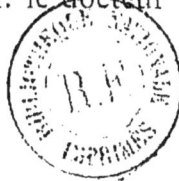

www.ingramcontent.com/pod-product-compliance
Lightning Source LLC
Chambersburg PA
CBHW050355210326
41520CB00020B/6320